AF500572

RÉFLEXIONS

SUR

LA COLONIE FRANÇOISE
DE LA GUYANE.

Les ſervitudes rendoient aux arts & au labourage ce qu'on leur avoit ôté.

De l'Eſprit des Loix, liv. XXX, chap. 11.

1788.

TABLE

DES TITRES.

XVIII. Emploi des revenus en nature.

XIX. Il ſera dreſſé des comptes de recette & de dépenſe.

XX. État civil des nouveaux ſerfs-colons.

XXI. Les affranchiſſements ſeront favoriſés.

XXII. De quelques droits des ſerfs-colons.

XXIII. Qu'il faudra adminiſtrer la Guyane d'après des principes capables de former des mœurs & un eſprit général.

XXIV. Inſpirer aux nouveaux ſerfs-colons la ſobriété que le climat de la Guyane exige.

XXV. Qu'il y aura une grande différence entre l'exiſtence des ſerfs-colons de la Guyane & les eſclaves des autres colonies.

Fin de la Table.

RÉFLEXIONS

ſur la Colonie Françoiſe de la GUYANE.

L'HISTOIRE de l'établiſſement & des progrès de la colonie Françoiſe de la Guyane juſqu'à ce jour, préſente un réſultat inſtructif pour quiconque veut réfléchir & méditer ſur la meilleure adminiſtration convenable aux vues que le Gouvernement a ſur cette partie de nos poſſeſſions.

I. Les idées ſur la colonie de Cayenne doivent être fixées actuellement.

L'EXPÉRIENCE doit décider aujourd'hui de ce que la colonie de Cayenne doit être : les doutes à ſon ſujet doivent être éclaircis.

Il faut conſidérer les différents états par leſquels cette colonie a paſſé depuis près de 180 ans, comme autant d'épreuves qui nous inſtruiſent de ce qui eſt bon ou mauvais dans ſon objet & dans son régime, & qui nous mettent à même de distinguer le meilleur & nous guérir de la crainte d'être trompés.

II.

En 1763, il fut formé sur Cayenne un projet qui a manqué, parce qu'il n'étoit pas assez réfléchi, & qu'il fut confié en mauvaises mains.

De toutes les entreprises à système sur la Guyane, celle qui fut formée en 1763, a été la plus funeste à l'humanité & la plus mal conçue dans le régime intérieur qu'on se proposoit d'y établir.

L'exécution du projet dont les motifs étoient puisés dans de grandes vues, fut confiée entre les mains d'un chef qui ne voyoit dans cette opération que le moyen de mettre à exécution un plan chimérique de législation qu'il s'étoit forgé, sans avoir égard au climat (1) & aux autres cir-

---

(1) Cette prétendue législation, entre autres choses, favorisoit les vices du climat. Les terres y étoient données à une petite classe d'individus, & on ôtoit aux particuliers, qui faisoient le plus grand nombre, l'esprit de propriété.

conſtances qui forment les peuples & la nature de chaque gouvernement. Ce chef ne regardant d'ailleurs l'établiſſement & le bonheur de ſa nouvelle colonie que comme un objet ſecondaire, ſe propoſoit de faire dans la Guyane ſa principale & ſérieuſe occupation de l'hiſtoire naturelle.

L'autre chef aſſocié à cette entrepriſe manquoit de la premiere qualité eſſentielle, la probité, ſans laquelle il n'exiſte point de véritable adminiſtrateur (2).

Toutes ces circonſtances ſont malheureuſement trop connues. Depuis cette époque déſaſtreuſe la Guyane eſt reſtée, en grande partie, la proie d'autres entrepriſes à privilége, & ſa proſpérité eſt encore à naître.

---

(2) L'incapacité du Gouverneur & la mauvaiſe foi de l'Intendant ne ſont pas les ſeules cauſes des malheurs de 1763. On n'étoit pas même convenu de la partie de terrain qu'on vouloit peupler : les ſubſiſtances manquerent tout-à-coup, &c. &c.

Le ſiſtême d'établir dans cette contrée une population capable de réſiſter par elle-même aux attaques étrangeres, & propre à voler, avec le temps, au ſecours des autres colonies, lorſque les circonſtances pourront l'exiger, ce ſiſtême, dit-on, ne doit pas être abandonné légerement. Le nouveau germe de commerce & de puiſſance que l'Angleterre jette avec ſes malfaiteurs dans une iſle de la mer du ſud, doit être une nouvelle conſidération politique en faveur de la Guyane. Par ſa poſition, elle pourra ſervir de point de réunion, de repos & même d'aſile dans les événements contraires.

III. Obſtacle à la population de la Guyane.

UN obſtacle à ſa population eſt le diſcréditement dans lequel eſt tombé le nom de *Cayenne*. » Qu'eſt-il arrivé, » dit l'auteur de l'Hiſtoire philoſophi- » que des deux Indes, de la cataſtro- » phe où tant de ſujets, tant d'étran-

» gers ont été sacrifiés à l'illusion du » ministere François sur Cayenne ? » c'est qu'on a décrié cette malheu- » reuse région avec tout l'excès que » le ressentiment du malheur ajoute à » la réalité de ses causes.

Que l'on propose aujourd'hui à l'homme le moins fortuné un établissement quelconque dans ce qu'on appelle encore Cayenne, l'idée funeste que les derniers désastres ont imprimée dans toutes les imaginations, forcera cet individu à préférer le séjour de misere qu'il habite à tout l'espoir d'un avenir heureux.

Les préventions se détruisent difficilement. En effet, pour déterminer des individus à s'expatrier, à rompre les chaînes de l'habitude & du sang, à repousser cet attrait universel qui fixe ou rapproche l'homme aux lieux de sa naissance, il faut un aiguillon puissant, ou la certitude d'un meilleur sort qui le décide, ou l'espoir d'un avenir brillant qui le séduise. Dans la colonie actuelle de Cayenne, rien de tout cela.

Si cette colonie si funeste & si discréditée jusqu'à présent est en horreur dans l'esprit de ceux qui ne sont point riches, elle ne tente pas plus l'émulation des grands capitalistes qui ne s'avisent guere aujourd'hui d'y placer leurs fonds.

Malheureusement le petit nombre d'habitants qui ont des cultures dans la Guyane, manque de moyens. Pour obtenir de riches productions dans cette contrée, il faut nécessairement recourir aux bras nerveux des negres.

IV.

Le Gouvernement doit encourager les petits propriétaires.

Si tout conspire en quelque façon à éloigner de la Guyane les grands capitalistes, la ressource du Gouvernement doit être d'y multiplier les petits propriétaires qui pourront faire valoir leur travail, leur industrie, leur argent, en un mot leurs facultés plus ou moins étendues.

Les familles échappées à la malheureuse expédition de 1763, se sont réfugiées sur les bords du Sinnamari : la pêche, la chasse, l'éducation des troupeaux, la culture du riz & du maïs sont leurs ressources (3). Doit-on douter que la génération qui succédera à ces premiers colons, ne soit en état d'apporter plus de soins, plus de fatigues, plus de constance dans la formation de cultures d'un plus riche produit ?

Des peuplades semblables pourroient donc être multipliées. Mais si la prévention contre ce malheureux pays est invincible, & qu'aucun individu libre ne soit tenté d'aller s'y établir, quels moyens le gouvernement doit-il employer pour commencer la population de la Guyane ?

V.

La transportation ne peut être adoptée.

La transportation à laquelle les

(3). Hist. Phil. des deux Indes, T. 3, l. 13, § 10.

Anglois condamnent leurs malfaiteurs ne peut être adoptée. Dans nos mœurs, l'infamie ne finit point avec la peine dont elle eſt une ſuite. En Angleterre, la peine ſubie lave le crime. Il y auroit d'ailleurs, dans une pareille diſpoſition, trop d'inconvénients pour une colonie peu ſolidement établie, où la vigueur des loix ne pourroit encore contenir ou réprimer des ſujets effrénés ou corrompus. Il faut aux nouvelles ſociétés d'autres fondateurs que des ſcélérats.

VI.

Premier moyen de s'en procurer.

DANS la derniere guerre, on avoit imaginé de prendre les recrues néceſſaires pour completter les troupes qui étoient aux iſles de l'Amérique dans des régiments qui étoient reſtés en France, & de ne choiſir que les mauvais ſujets ou les ſoldats de bonne volonté. Soit caprice, ſoit légereté, quelques corps ſe ſeroient trouvés réduits à rien, ſi on avoit voulu ou pu profiter de la volonté de presque tous les individus de quelques régiments qui ne demandoient pas mieux que de s'expatrier.

Le motif d'un aussi grand desir de quitter la France n'étoit assurément pas celui qu'on a en vue; mais cette circonstance a fait naître l'idée que, si pendant un laps de temps on choisissoit un ou deux sujets de bonne volonté de chaque corps, pour en former une peuplade annuelle d'environ quatre ou cinq cents hommes, on auroit, au bout d'un certain temps, un fonds de population qui s'accroîtroit insensiblement.

On sent bien que le mariage doit être encouragé dans cette nouvelle société. Des femmes tirées librement de la classe du peuple ou des paysans, d'autres prises dans des hôpitaux (4),

(4) Il seroit bon qu'on donnât, dans ces maisons, une éducation relative; c'est-à-dire, que les filles y menassent une vie active: la couture, le blanchissage, la

des filles même adonnées à l'inconduite, & qui ne sont point réclamées par les familles, enfin des femmes choisies parmi les nations aborigenes; Voilà quelles doivent être les compagnes des nouveaux habitants qui, n'étant point obligés à des travaux considérables & au-dessus de leurs forces, doivent former une race qui ne sera point étrangere au climat, & qui deviendra, par la suite des temps, propre à s'adonner à des cultures dont ils pourront obtenir des productions vénales.

Dans le projet d'une compagnie de commerce & d'agriculture, sous le nom de *Compagnie d'Aprouague*, proposée au Gouverment en 1776, il est fait mention d'un *régiment* Suisse *agricole* avec lequel cette compagnie avoit fait un traité avantageux pour son

---

cuisine, le soin des bestiaux & des volailles, &c. devroient être leur principale occupation.

établiſſement dans la Guyane. C'eſt peut-être la premiere fois que ces deux mots, *régiment agricole*, ſe trouvent unis ſans aucune correlation entr'eux. Le prétendu traité avantageux n'a point eu lieu.

C'eſt ainſi que, par des ſiſtêmes incohérants ou diſparates, on trouve quelquefois le moyen d'en impoſer à une adminiſtration que l'on cherche preſque toujours à égarer dans des entrepriſes à privilége.

Il faudroit diſtribuer des terres aux ſoldats deſtinés à la défenſe de la Guyane, leur donner toutes ſortes de moyens de les faire valoir, & leur interdire le célibat. Des propriétaires peres-de-famille, ſoldats au beſoin, tel eſt tout ſimplement le ſiſtême militaire convenable dans les commencements de la population de cette contrée.

VII.

Qu'il eſt eſſentiel que l'ad-

SI cependant on manquoit de pru-

ministrateur de cette colonie soit bien choisi.

dence dans le choix des agents du gouvernement pour régir de pareils établissements, on tomberoit dans le même inconvénient qui a eu lieu en 1763. Ce n'est point un militaire avide de fortune ou d'avancement qui sera propre à gouverner une pareille colonie; c'est un chef qui réunisse à beaucoup d'intelligence & de probité, les qualités d'un bon pere-de-famille.

VIII.

Deuxieme moyen de population.

Introduction des Noirs.

Par qui.

Ce premier moyen de population ne seroit point à charge au gouvernement. Il en est un autre d'un effet plus prompt & plus certain, mais plus coûteux & qui, dans l'état actuel des choses, ne peut dépendre que de lui. Je veux parler de l'introduction des Noirs que les maigres colons de la Guyane sont hors d'état de se procurer. Dans tout ce vaste pays on en compte à peine dix à douze mille. Ce nombre d'esclaves ne fera aucun progrès, si les habitants ne les trouvent point à acheter à un prix moitié moins cher qu'ils ne sont vendus dans les autres colonies. On aura de la peine à croire cette ressource praticable.

Le gouvernement doit donc faire la dépense d'introduire dans la Guyane la plus grande quantité possible de Noirs, jusqu'à ce que leur race soit assez nombreuse & promette une génération multipliée & indéfinie.

Mais cette population de Noirs pourra faire un peuple d'esclaves, & l'on veut former dans la Guyane une colonie nationale & même libre après quelques générations.

La suite de ces réflexions servira de réponse à cette objection; mais avant il faut examiner quelle dépense feroit le gouvernement (5), s'il se

---

(5) Le projet sur Cayenne, en 1763, a coûté plus de vingt millions.

décidoit à prendre ſur lui cette tranſportation de Noirs des côtes de l'Afrique dans la Guyane.

IX.

Ce que coûteroit l'achat des Noirs.

Les Armements pour la traite qui ont eu le plus de ſuccès, depuis 30 ans, ont été ceux deſtinés pour la côte d'Angole. Cependant les Noirs de Juida & autres lieux de la côte d'Or ſont plus eſtimés dans nos colonies; mais les riſques que courent les navires ſur cette derniere côte, ſont plus conſidérables, les voyages plus longs, & l'on y eſt par conſéquent plus expoſé à la révolte des Negres.

Depuis deux ou trois ans, les Armateurs pour la côte d'Angole ont éprouvé quelque perte occaſionnée par de grandes mortalités ſur les Noirs: la contagion même s'eſt fait reſſentir, pendant l'année 1787, ſur les équipages. Il faut joindre à ces déſavantages ſi funeſtes pour l'humanité les hauts prix des marchandiſes de cargaisons, telles que les guinées qui en font un des principaux articles, & les autres marchandises de l'Inde. Mais ces mêmes marchandises essuient aujourd'hui une diminution considérable, ce qui, joint aux prix des Negres des colonies, où les dernieres ventes ont produit 2,000 & 2,300 liv. par tête, argent des colonies, rend encore la traite sur la côte d'Angole plus certaine & plus profitable.

Relativement à l'objet de cet écrit, on donnera ici la préférence aux Negres de la côte d'Angole.

On suppose que le gouvernement achette annuellement 3,000 esclaves dont la moitié à-peu-près seroit femmes, négrillons & négrittes.

La valeur des Negres étoit, en 1787, de 60 à 63 pieces par tête. La piece évaluée à dix de nos livres, à cause de la diminution qu'ont éprouvé les marchandises de Cargaison, trois mille Noirs assortis ne coûteront pas beaucoup plus de dix-huit cent mille livres d'achat primitif sur les lieux, sans compter les frais d'armement.

Cet objet, au surplus, est susceptible d'un grand nombre de considérations. La maniere la plus économe & la plus sûre de faire la traite; la question de savoir s'il ne seroit pas plus utile & plus convenable de la faire de la Guyane même directement & à la maniere des Portugais; telles sont autant de vues & de moyens qui mériteroient chacun un détail qui ne peut trouver de place parmi de simples réflexions.

Sans doute que, dans un temps où les finances de l'état sont obérées, on ne manquera pas de se refuser à l'augmentation de dépenses qu'entraîneroit ce nouveau projet. C'est ainsi que le bien à venir est englouti dans le désordre du présent. Cependant il y auroit un moyen.

Les

Les primes que le gouvernement accorde pour l'encouragement de la pêche de la morue, du commerce du nord, de la traite des Noirs, &c. sont très-considérables &, on ose le dire, mal combinées.

Ce n'est pas ici le lieu d'élever de nouvelles discussions sur notre commerce, notre navigation & nos colonies (6): il suffit de dire que toutes ces gratifications n'ont pas rempli leur but; quelques-unes même inconséquentes ont été la source d'abus manifestes. Le prix des Negres n'est point diminué. Cependant ces gratifications se sont élevées en 1787, à 2,593,715 l. (7).

Si l'administration s'est déterminée à accorder des primes & des gratifications d'un effet si incertain ou dont

---

(6) Voyez les excellentes réflexions publiées sur ces objets, au commencement de cette année par un négociant du Havre.

(7) Voyez le compte rendu au Roi, au mois de Mars 1788, page 4.

il est si facile d'abuser, pourquoi n'en proposeroit-elle pas pour l'encouragement de la population de la Guyane? Ou si cette même administration revenant sur ses pas, combinoit mieux ses encouragements, & qu'il en résultât une économie, pourquoi n'en appliqueroit-elle pas le montant à fonder un nouveau sistême de population dans la Guyane?

X.

Etablir la servitude territoriale dans la Guyane.

De quelque maniere que les Noirs appartenants au Roi y parviennent, leur condition doit être différente de celle des esclaves des autres colonies.

C'est une servitude territoriale que je desirerois voir établir dans cette contrée, telle à-peu-près qu'elle étoit en usage dans les Gaules, dès le cinquieme siecle, sous les deux premieres & au commencement de la troisieme race de nos Rois. Suivant Tacite, ce genre d'esclavage étoit celui qui avoit lieu chez les Germains, & que quelques auteurs ont appelé par cette raison *la servitude Germanique* (8).

XI. Sur quel modele.

Chez les nations Germaniques la servitude avoit été très-douce ; c'est une des causes qui, jusqu'au regne des Carlovingiens, a si prodigieusement augmenté le nombre des serfs. On peut voir dans nos loix anciennes quelle étoit la condition de ces serfs, *servi casati*, qui rendirent si florissants & les domaines du prince & ceux de l'Eglise.

(8) » Les Germains, dit Tacite, ne tiennent pas » dans leurs maisons, ainsi que nous, leurs esclaves » pour les y faire travailler, chacun à une certaine » tâche. Au contraire ils assignent à chaque esclave » son manoir particulier, dans lequel il vit en pere-» de-famille. Toute la servitude que le maître im-» pose à l'esclave, c'est de l'obliger à payer une » redevance qui consiste en grain, en bétail & en » peaux ou en étoffes. La condition de ces serfs res-» semble plus à celle de nos fermiers qu'à celle de » nos esclaves. Chez les Germains, c'est la femme, » ce sont les enfans qui font toutes les affaires du » ménage. » *Tacit. de morib. Germ.*

On leur diſtribuoit des terres à cultiver, & l'étendue de ce petit domaine étoit réglée ſur le nombre de bras que le ſerf pouvoit trouver dans ſa famille. Par exemple, outre la quantité de terrain deſtiné à la culture & au pâturage, & qui n'étoit point enfermé de haie, on donnoit à chaque ſerf pour le logement & entretien de ſa famille un terrain de 40 perches de long ſur 10 de large, 1 arpent de pré & un petit canton de vignes : il pouvoit faire clore tout cela ; & tel étoit le manoir où il vivoit & travailloit avec ſa famille. Du produit de ces petites poſſeſſions il ne payoit que le dixieme en nature, & quant au produit du pâturage, il étoit réglé par l'uſage de la province (9).

Cette condition des habitants des domaines de nos Rois n'étoit point

(9) Voyez le IXe. diſcours ſur l'Hiſtoire de France, art. III, § 11.

miſérable. Ils étoient, la plupart, plus heureux que nos payſans, bien nourris, bien vêtus, ſans aucun ſoin de leurs enfants. Tout annonce, à cette époque, les adouciſſements que l'on croyoit devoir donner à l'ancien eſclavage. Aujourd'hui, quoiqu'on puiſſe révoquer en doute le ſuccès des efforts que l'on fait pour l'abolition de l'eſclavage des Negres, il paroît certain qu'ils ameneront ſans délai tout au moins de grands changements dans la police de cette ſervitude & dans l'exercice de ce trafic.

Tout doit tendre, dans l'adminiſtration de la Guyane, à l'adouciſſement de l'eſclavage des Noirs, & à fonder un peuple cultivateurs avant que de chercher à y établir un grand commerce.

XII.

Quelle police doit être adoptée à l'égard des nouveaux ſerfs.

On diſtinguera les eſclaves achétés par le Roi & diſtribués dans différents villages, ainſi que ceux appartenants aux églises, d'avec les Negres qui sont la propriété des différents particuliers.

Ceux du Roi & de l'Eglise seront attachés à des domaines à l'instar de ces *mancipia casata* dont il est tant fait mention dans les loix de nos Rois de la seconde race.

L'Administrateur de la colonie prévenu de l'arrivée d'une certaine quantité de Noirs, commencera par pourvoir à leur subsistance.

Les esclaves bien reposés & bien traités seront répartis dans les lieux ou villages destinés à l'avance dans les terrains bas (10).

XIII.

Leurs travaux.

LEURS premiers travaux seront la culture nécessaire à leurs vivres & à l'éducation des troupeaux. La culture

---

(10) L'on sait actuellement qu'il faut cultiver, dans la Guyane, les terrains bas de préférence aux terrains hauts.

du tabac viendra ensuite : on sait de quelle importance cette production peut devenir pour la France. Le café, le coton & l'indigo (11) seront par la suite & peu à peu l'objet des travaux des nouveaux serfs-colons.

L'exploitation des bois fera une partie considérable des travaux de la Guyane (12) auxquels les serfs seront assujettis, indépendamment des services en chevaux, charrois & corvées :

(11) La culture des cannes à sucre & la manufacture de cette denrée exigeant une trop grande réunion de moyens & d'individus, ne pourront guere être entreprises par les serfs-colons.

(12) La Guyane, ce vaste pays dont les forêts vieillissent sans consommateurs, ne pourroit-elle point nous offrir le double avantage d'importer des bois dans nos isles & d'en extraire les sirops & les taffias ? Cette question ne peut être bien déterminée que lorsque le gouvernement, dont la confiance a été déçue par des entreprises à sistêmes & à priviléges, suivra des principes sûrs pour faire entrer la Guyane Françoise dans l'organisation du commerce général. *Voy. la Collection des mémoires faits à l'occasion de l'arrêt du 30 Août 1784.*

un pays en friche doit être ouvert par toutes ſortes de communication.

XIV.

Des *Villæ* ſous Charlemagne. Qu'elles peuvent être imitées.

Les *villæ* dont parle Charlemagne dans le fameux capitulaire *de villis*, qui ſeul peut nous donner des idées ſur le genre d'adminiſtration propoſée, étoient des établiſſements nouveaux : *Villæ noſtræ quas ad opus noſtrum ſerviendum inſtitutas habemus.* Ce n'étoit pas ſeulement une propriété utile dont il eut droit de percevoir les fruits naturels, c'étoient des diſtricts deſtinés aux travaux que le ſervice du prince rendoit néceſſaires, & dont les nombreux habitants travailloient ſans ceſſe & lui faiſoient paſſer le produit de leurs peines.

Au lieu de nos villages où nous voyons d'un côté des châteaux & des maiſons de plaiſir, & de l'autre de miſerables chaumieres, que l'on ſe figure ces grandes fermes appelées *villæ* qui comprenoient le logement du maître, la basse-cour, les granges, les étables, les cases des serfs, tout cela en simmétrie, bien bâti, bien entretenu & bien propre (13).

XV.
Du Maire.

Ces *villæ* pourront donc être imitées dans la Guyane; à leur tête sera le Maire, *Major*; il en sera l'Intendant, l'Administrateur particulier subordonné à l'Administrateur en chef: chaque domaine, *villa*, aura le sien. Il est inutile d'observer que ce doit être un homme libre.

Le district de chaque Maire sera borné à l'étendue du territoire qu'il pourra visiter & parcourir dans un seul jour.

XVI
De ses *vicaires* ou lieutenants.

Il aura un ou plusieurs vicaires ou lieutenants pour le remplacer, en cas

(13). Ces *villæ* étoient en usage chez les Romains; on en peut voir des descriptions dans Varron & dans Columelle.

d'abſence, ou veiller ſous lui dans les ſubdiviſions que les qualités de cultures exigeront dans chaque territoire.

XVII.

Des autres Officiers employés dans les *villæ*.

Il y aura d'autres officiers inférieurs entre leſquels les fonctions de l'adminiſtration ſeront partagées.

Par exemple, un officier ſera chargé de la garde & des travaux des bois; un autre préſidera aux plantations en tabac, &c. enfin il y aura un officier dont l'emploi ſera la recette des redevances en nature que l'on exigera des colons. Il ſeroit inutile de pouſſer plus loin l'énumération de ces employés ſubalternes que l'on pourra multiplier au beſoin.

Ils compoſeront le conſeil du Maire ou le conſeil municipal; car cette adminiſtration ſuppoſe une délibération commune de tous ceux qui y auront part.

Une ou deux *villæ* auront un chirurgien inſtruit & qui ſera bien payé; car il faut éviter l'avarice & l'ignorance qui ſont ſi communes parmi les chirurgiens de nos colonies.

Aucun officier ſubalterne ou autre ne ſera admis s'il n'eſt marié.

Les notions de dépendance & de ſoumiſſion qui dérivent ſpécialement parmi nous de la connoiſſance d'un Etre créateur, ſeront inculquées de bonne heure aux enfants de ce nouveau peuple. En conſéquence chaque diſtrict aura un eccléſiaſtique qui, outre ſes fonctions ſpirituelles, veillera à l'éducation des enfants.

Indépendamment de tous ceux qui travailleront ſous les ordres du Maire & de ſes Officiers, chaque domaine pourra être habité par des ingénus qui viendront s'établir dans la Guyane; on leur donnera des maiſons bâties ou à bâtir; ils cultiveront pour leur compte & feront aſſujettis à une redevance en fruits.

Là, tous les officiers des *villæ* n'exerceront d'autre droit que celui de police & de correction, d'autre autorité que celle d'un pere-de-famille qui veille sur sa chose, fait valoir son héritage & préside à la conduite de ses domestiques. Cette police doit être entiérement relative aux travaux de la campagne, & ceux-ci embrasseront tous les genres de cultures & les moyens que l'on connoîtra d'employer les fruits du sol.

Ainsi la servitude territoriale donnera aux arts & à l'agriculture ce qu'on n'a encore pu leur procurer dans la Guyane Françoise.

Il ne seroit même pas étonnant que la plupart de ces *villæ dominicæ* devinssent par succession de temps des villes peuplées. Cet événement est arrivé déjà une fois dans notre histoire moderne, & quelques-unes de nos villes & bourgs n'ont point eu d'autre origine.

XVIII.
Emploi des revenus en nature.

Les produits des redevances en nature, qui par la suite, pourront devenir très-considérables, seront employés en établissements de greniers, magasins, cases, &c.

Rien ne sera plus facile que le débit des denrées provenant des redevances en nature, parce que la main-d'œuvre sera moins chere dans les domaines du Roi que dans ceux des particuliers.

Il est évident que les revenus du Roi dans la colonie s'augmenteront tous les ans. Non-seulement on vendra les productions naturelles de la terre, mais l'industrie & le travail même d'un peuple de serfs-colons (14) qui, bien nourris, amasseront encore pour leurs enfants un petit pécule.

XIX.
Il sera dressé des comptes de recette & de dépense.

Il sera observé un ordre exact dans

(14) Aux propriétaires des habitations à sucre, par exemple, lesquels n'ont pas les moyens d'acheter assez d'esclaves pour leurs exploitations.

la recette & la dépenſe des revenus : il en ſera dreſſé des états généraux qui ne ſeront que le réſumé des états particuliers que chaque officier ſubordonné ſera tenu de remettre au Maire ſon ſupérieur.

On peut lire l'art. 62 du capitulaire *de villis* ; on reconoîtra que ce n'eſt pas d'aujourd'hui qu'on ſait faire des états : rien de ce qui peut appartenir à un pere-de-famille ſur ſa terre, n'y eſt oublié (15).

XX.

Etat civil des nouveaux ſerfs-colons.

Les nouveaux ſerfs-colons de la Guyane ſeront conſidérés non comme des gens qui n'ont ni état ni droits, mais comme une claſſe précieuſe & néceſſaire à la culture. Il faudra leur donner des loix civiles pour régler la diſpoſition de leurs propriétés.

---

(15) Cet article finit par ces mots : *Omnia depoſita, diſtincta & ordinata ad Nativitatem Domini nobis notum faciant, ut ſcire valeamus quid vel quantum de ſingulis rebus habeamus.*

Le dernier des enfants mâles ſera l'héritier naturel de ſon pere. A meſure que les aînés ſeront en âge d'être établis, ils ſortiront de la maiſon paternelle & iront former de nouvelles habitations ſur des terrains qui leur ſeront donnés.

Cette loi ne ſera bonne qu'autant qu'il reſtera dans la Guyane des terres à diſtribuer.

Les filles ne ſuccéderont à leurs peres & meres qu'à défaut d'enfants mâles.

XXI.

Les affranchiſſements ſeront favoriſés.

Les ſerfs travaillant, ſoit en commun, ſoit en particulier, dans une petite maiſon entourrée d'un terrain ſuffiſant pour les nourrir & les entretenir, pourront devenir quelquefois riches. S'il leur prend envie de ſe racheter lorſqu'ils en auront les moyens, ils en pourront uſer.

Les affranchiſſements ſeront donc favoriſés. En général les ſerfs qui auront bien mérité ſoit par leur induſtrie, ou par quelque ſervice important, ſeront affranchis à un âge quelconque, à 50 ans, par exemple, pour les hommes, & à 40 pour les femmes; & à l'égard des peres & meres-de-famille, auſſi-tôt qu'ils auront ſix enfants (16).

On juge bien que tous ces colons affranchis conſerveront les domaines qui leur auront été répartis; qu'il en ſera même diſtribué à ceux qui en manqueroient. Mais ni les affranchis ni les fils d'affranchis ne jouiront pas encore d'une entiere & parfaite liberté, puiſqu'ils n'auront pas la libre diſpoſition de leurs biens, & qu'ils reſteront attachés à leurs domaines.

---

(16) » Faire un enfant, planter un terrain neuf & » bâtir une maiſon, ſont trois actions agréables à » Dieu. » C'eſt par ce précepte que la religion des Mages encourageoit les anciens Perſans à la population. Il conviendroit de l'adopter dans la Guyane.

Le petit-fils d'affranchi jouira d'une liberté parfaite.

Les ſerfs-colons des deux ſexes n'habiteront enſemble que dans l'état de mariage civil & canonique, & l'affranchiſſement de l'un acquis pendant le maria e, ſera commun & profitera aux deux conjoints & aux enfants qui en naîtront.

Aucun affranchi qui ne ſeroit pas marié, ne pourra l'être qu'à un blanc, ou à un indigene, ou à un mulâtre. On rendra néanmoins les mariages faciles.

On voit que dans cette nouvelle ſociété de ſerfs-colons, l'on n'a pas le deſſein de faire tout-à-coup & par une loi générale, un nombre trop conſidérable d'affranchiſſements. S'ils étoient ſubits, ils entraîneroient trop d'inconvénients.

C'eſt une vérité malheureuſement trop conſtatée par des faits, que l'eſclavage dégrade quelquefois les hommes au point de leur ôter l'amour de la liberté & l'esprit d'en faire usage. Pour les y rendre, il faut les y préparer comme l'on prépare des yeux malades à recevoir la lumiere. Il faut avant de les abandonner à leurs forces, leur en enseigner l'usage, & les esclaves doivent apprendre à être libres, comme les enfants à marcher.

Ainsi l'affranchissement subit qu'un ministre vertueux de nos jours, voulut procurer aux Negres de nos colonies, auroit produit d'affreux désordres.

Les affranchis & fils d'affranchis seront compris dans le dernier ordre des citoyens de la Guyane (17). Indé-

---

» (17) Déclarons les affranchissements des esclaves » faits dans nos isles, leur tenir lieu de naissance dans » nos isles, & les esclaves affranchis n'avoir besoin de » nos lettres de naturalité pour jouir des avantages de » nos sujets naturels dans notre royaume, terres & » pays de notre obéissance, encore qu'ils soient nés » dans les pays étrangers. *Edit de* 1685, *appelé* Code nnoir, *art.* 57. »

pendamment de l'agriculture, ils pourront s'adonner au commerce, à la navigation, exercer toutes ſortes d'arts & métiers; mais ils n'auront encore aucune part à l'adminiſtration municipale.

D'après tout ce qui vient d'être dit, une réflexion ſe préſente naturellement à l'eſprit (18). Si l'on conſidere le malheureux état des payſans de nos villages qui ne travaillant jamais ſur un ſol qu'ils aient intérêt de faire valoir, & payant des impôts ſur le ſalaire de leurs ſueurs, ſont réduits à mourir de faim & voir périr ſous leurs yeux leur famille, lorſqu'une maladie les met hors d'état de travailler, on conviendra qu'ils pourroient porter envie à l'aiſance dont jouiront les ſerfs-colons de la Guyane.

Il ne faudroit cependant pas con-

(18) Voyez le IXe. Diſcours ſur l'Hiſt. de France, § 11.

clure de ceci que l'esclavage est préférable à la liberté. Ceux qui ont pensé autrement n'ont vu d'autre remede aux maux qui accablent le malheureux paysan libre, que de lui donner des fers, en se chargeant de son existence. » Ne seroit-il pas plus simple de dire que presque tous ces » maux ne provenant que d'un gouvernement vicieux, il faudroit que » tous les efforts du génie des Administrateurs se dirigeassent constamment vers les moyens qui peuvent » du moins les affoiblir (19). »

XXII.

De quelques droits des serfs-colons.

Les serfs-colons de la Guyane seront soumis à une police très-douce. S'il arrive quelquefois qu'ils soient vexés par les officiers préposés à leurs travaux, ou qu'ils soient maltraités par eux, ils pourront porter leurs

(19) Discours sur l'esclavage des Negres, par un colon de Saint-Domingue, page 120.

plaintes à l'Administrateur en chef.

Ils feront autorifés à demander juftice à l'autorité publique lorfque leurs intérêts particuliers feront léfés. Dans ce cas, le Maire ou fes officiers feront obligés de fe défendre contre eux.

Enfin ils feront capables d'une infinité de contrats même avec des ingénus : ils pourront en conféquence ajourner & être ajournés eux-mêmes devant les tribunaux.

Ce droit des ferfs de demander juftice, ne nuira point à l'autorité du Maire & de fes officiers : ils pourront, comme on l'a dit ci-deffus, ordonner toutes fortes de corrections. Cependant les loix pénales feront claires & précifes : l'on doit fentir que les punitions domeftiques ne peuvent être arbitraires, & que les relations que ces officiers auront avec les ferfs-colons ne feront, après tout, que des relations d'homme à homme.

Les affranchis & fils d'affranchis

coupables de certains délits seront condamnés à une servitude nouvelle.

Tout ce qui doit constituer une société raisonnablement ordonnée étant une fois établie dans la Guyane Françoise, les serfs-colons n'auront guere envie de devenir fugitifs, malgré de grandes facilités pour l'évasion dans ce vaste continent. L'expérience de ce qui se passe au Brésil où les Negres sont traités avec douceur, où ils peuvent même exiger leur liberté à un prix fixé par les réglements lorsqu'on les opprime, doit faire présumer qu'il en sera de même à l'égard des serfs de la Guyane.

XXIII. Qu'il faudra administrer la Guyane d'après des principes capables de former des mœurs & un esprit général.

» Plusieurs choses gouvernent les » hommes, le climat, la religion, » les loix, les maximes du gouverne- » ment, les exemples des choses pas- » sées, les mœurs, les manieres, d'où » il se forme un esprit général qui en » résulte (20). »

(20) De l'Esprit des Loix, liv. XIX, chap. IV.

Plus le nouveau climat que les serfs-colons habiteront les portera à fuir le travail de la culture des terres, plus la religion & les loix qui leur seront données doivent les y exciter. En leur rendant la vie aisée, on cherchera cependant à leur ôter tous les moyens de vivre sans occupations. Plus les causes phisiques portent les hommes au repos, plus les causes morales les en doivent éloigner (21).

On aura pour principal objet dans la Guyane de faire vivre le nouveau peuple tranquille, de lui procurer la santé & l'abondance, de lui faire tirer de ses domaines tout ce qu'ils pourront produire. On l'exercera au travail, lui inspirera l'amour du pays, l'union entr'eux, la soumission aux loix.

La subordination est par-tout le

---

(21) Voyez sur tout cela le liv. XIV, chap. V. VI & VII de l'Esprit des Loix.

moyen le plus propre à maintenir c tte tranquillité. Dans cette idée, on inspirera de bonne heure aux enfants le respect pour les peres, les vieillards, les maîtres, les magistrats, le Roi; en un mot, cette nouvelle société doit être formée sur le modele du gouvernement d'une famille (22).

XXIV, Inspirer aux nouveaux colons la sobriété que le climat de la Guyane exige.

Il seroit à desirer que nous pussions éviter de donner aux nouveaux colons de la Guyane des exemples de notre intempérance & de notre gourmandise, de boire des liqueurs, de manger beaucoup de viande, en un mot, de vivre là comme en France (23).

---

(22) Consultez sur le respect dû aux ingénus blancs, l'art 58 du Code noir.

(23) On a déjà remarqué que c'est un des caracteres de notre nation qu'avec beaucoup d'inconstance dans ses goûts, elle est très-opiniâtre dans ses usages. Les fievres ardentes, malignes, les pleurésies, les dissenteries des climats chauds & humides ne nous ont point encore corrigés.

Ce ſont les différents beſoins, dans les différents climats qui forment les différentes manieres de vivre.

Le Comte de Buffon ſoutient dans ſon Hiſtoire naturelle que l'homme ne peut vivre de végétal ſeul, & que la chair lui eſt abſolument néceſſaire, ſur-tout pour la propagation. On trouvera cette opinion réfutée chez les inſulaires de la mer du ſud, dont la nourriture ſe réduit en général à un petit nombre d'eſpeces du regne végétal; ils jouiſſent d'une ſanté parfaite; ils ſont gais, robuſtes, féconds & parviennent à un âge très-avancé.

XXV.

Qu'il y aura une grande différence entre l'exiſtence des ſerfs-colons de la Guyane & les eſclaves des autres colonies.

CES inſtitutions de mœurs & de manieres, ces principes de légiſlation dont on ne donne ici qu'une légere idée, ſont bien oppoſés à ce qui ſe pratique dans les autres colonies où il y a bien quelques réglements paſſables qui ne ſont pas parfaitement ſuivis, mais où il n'y a aucune inſtitution propre à inſpirer des mœurs & des manieres.

Là, l'eſclavage joint dans les mêmes individus, la ſervitude perſonnelle & la ſervitude réelle ; ce qui eſt contre la nature des choſes, dit Monteſquieu.

Le but des loix civiles doit être d'éviter les abus & les dangers de cette eſpece d'eſclavage. Le code noir eſt à cet égard une bonne loi dont très-peu de diſpoſitions ſont aujourd'hui à réformer.

On inſiſte trop dans ce moment ſur les abus de l'eſclavage des Negres : ils ne ſont pas auſſi graves & n'outragent point autant l'humanité qu'on ſe plaît à le dire.

On deſireroit quelques diſpoſitions eſſentielles à l'état des Negres ; par exemple, le mariage légitime des eſclaves qui établiroit quelques mœurs parmi eux. On ne feroit que ſuivre en cela l'eſprit de l'édit de 1685.

Intéresser les maîtres à ce que ces unions soient multipliées de maniere qu'il en résulte par-tout & peu à peu une population complette de Negres créoles & acclimatés.

Enfin lorsque la quantité de Negres nécessaires à la culture entiere d'une colonie sera bien déterminée, fixer un terme pour la remplir, & interdire ensuite les nouvelles traites d'esclaves pour cette colonie.

Telle seroit une des manieres de parvenir à établir quelque police dans ce grand commerce des Noirs. Telle en partie sera celle de ceux que le gouvernement transportera dans la Guyane Françoise. Mais ils auront de plus la perspective d'un entier affranchissement auquel les esclaves des colonies ne peuvent prétendre si tot.

XXVI.

Les *villæ* pourront être imitées par les riches particuliers.

Les *villæ dominicæ* seront le modele de celles des riches propriétaires qui voudront imiter dans leurs posſeſſions cette adminiſtration utile. C'eſt ainſi que ſe formerent quelques grandes terres en France.

Mais en laiſſant aux particuliers toute liberté à cet égard, il n'en ſera pas de même des propriétés qui ſeront attachées au ſervice de l'égliſe.

XXVII.

Et par les eccléſiaſtiques.

La colonie de la Guyane établie ſur des baſes différentes de celles des autres colonies Françoiſes, exige dès ſon berceau un ſiſtême d'une meilleure adminiſtration religieuſe. On ne doit point héſiter d'y établir une hiérarchie canonique.

On ſuppoſe les premiers paſteurs de la Guyane choiſis conformément aux nouvelles vues & pourvus de quelques revenus en bénéfices ou en commande : ils commenceront par établir des *villæ* à l'inſtar de celles du Roi, ſur des terrains qui ſeront deſtinés à former les domaines des cures.

L'adminiſtration ne perdra point de vue la formation de ces nouveaux établiſſemens. Les eccléſiaſtiques de la Guyane ſeront d'autant plus forcés de tourner tous leurs ſoins du côté des nouvelles *villæ*, que tout autre moyen de s'enrichir, ſoit par des rétributions volontaires, ſoit par l'établiſſement de dixmes, ſera ſévérement proſcrit par les loix de la colonie.

Cependant il faut convenir que cette forme d'établiſſement ſera longue, incertaine, ſujette à tous les inconvénients de la pluralité des individus qui devront y concourir, & qui n'agiront que trés-difficilement d'après un même eſprit & ſur une baſe uniforme.

Tous ces déſavantages n'auront pas lieu ſi on confie excluſivement le miniſtere de la religion de la Guyane à un corps religieux riche & grand propriétaire en France. Ce ſera détourner utilement l'emploi d'une partie de ces richesses contre lesquelles il est si fort à la mode de déclamer, que de l'appliquer aux dépenses qu'exigeront la formation & l'établissement du nouveau clergé dans cette contrée.

Ce corps de religieux fera donc les frais de construction des églises, des presbiteres & même d'une maison ou séminaire qui sera toujours fourni d'un certain nombre de sujets d'Europe qui viendront s'acclimater dans la Guyane avant que d'y entreprendre leurs travaux apostoliques.

Les terrains ne leur manqueront pas pour l'établissement des domaines tels qu'on les a en vue dans cet écrit.

Ainsi à la différence des propriétés qui dans quelques colonies appartiennent à des communautés religieuses d'Europe & qui ne servent point à la dotation ni à l'entretien des églises de ces colonies, les domaines de l'église de la Guyane auront une destination naturelle & légitime, quoique mis en valeur aux dépens de certains revenus ecclésiastiques de France.

On ne croit pas qu'un pareil arrangement puisse être à charge à la colonie de la Guyane ; mais on est bien convaincu qu'un corps ecclésiastique permanent s'appliquera avec plus de soin & d'exactitude à l'instruction des colons & des serfs (24) ainsi qu'à la civilisation des indigenes, & qu'il en résultera de grands avantages pour les commencements d'une population nationale.

XXVIII.

Troisieme moyen de population.

Les aborigenes.

L'ADMISSION des aborigenes au rang des naturels François est un troi-

(24) On peut remarquer que Louis XIII ne se détermina à souffrir que les negres des ses colonies fussent esclaves, que lorsqu'on lui eut mis dans l'esprit que c'étoit la voie la plus sûre pour les convertir. Ce Prince a été étrangement déçu dans son motif qui étoit au surplus bien singulier pour ordonner l'esclavage de tant de millions d'individus.

ſieme moyen de population pour la Guyane. On adopte à cet égard tout ce qui a été dit pour civiliſer les différentes nations ſauvages qui ſe trouvent en Amérique. Des exemples frappants ont prouvé la poſſibilité de réuſſir, mais des réſultats auſſi heureux ſont dus aux miniſtres de la religion.

XXIX. Conſidérations générales.

On ne doute point que ce projet ne rencontre des obſtacles; mais en eſt-il un ſeul qui n'en ait rencontré? Eſt-il une ſeule idée ſalutaire qui n'ait été proſcrite ou du moins combattue? Les choſes les mieux prouvées ne ſe font point; ce qu'on appelle *l'eſprit* ſe charge de répondre à tout, & tandis que l'exceſſive mobilité de nos opinions parvient à nous les rendre toutes indifférentes; l'autorité ſe rebute ou devient inſouciante; les perſonnes changent, les projets s'oublient & les abus ſubſiſtent.

L'adminiſtration

L'adminiſtration intérieure de nos colonies en général vient à l'appui de ces conſidérations. Ses abus ſont bien connus : depuis quelque temps on s'efforce de déterminer les principes les plus analogues à ce genre de poſſeſſion ; cependant la civiliſation de nos colonies eſt toujours informe & indigeſte ; leur commerce même n'a pu encore juſqu'à préſent être établi ſur des baſes ſolides & bien déterminées. Il n'y a point de municipalités ; les citoyens n'y ſont point ſoumis à la loi, mais à une autorité qui trop ſouvent dégénere en arbitraire ; enfin cette importante adminiſtration n'obtient que l'attention ſecondaire d'un département militaire auquel les colonies n'ont qu'un rapport très-indirect.

La Guyane qui n'a été juſqu'à préſent qu'une poſſeſſion funeſte à l'humanité & onéreuſe au gouvernement, ne doit pas faire l'objet de ſa principale sollicitude. Aussi ne donnera-t-on pas plus d'étendue ni de développement à ces réflexions, quelque susceptibles qu'elles en puissent être.

On ne préviendra qu'une seule objection qui pourra paroître fondamentale.

XXX.
Objection.

N'est-ce pas une absurdité, dira-t-on, de transporter une grande quantité d'individus d'un climat dans un autre, de les asservir dans le dessein de les rendre moins malheureux, en un mot, de les conduire par l'esclavage à une liberté qu'il ne tient qu'à vous de ne pas leur ôter?

Deux réponses à cette objection: ou il faut renoncer absolument à tirer aucun parti politique de la Guyane qui ne peut être cultivée par des blancs; ou si le gouvernement s'obstine à la conserver, y maintenir, pendant un laps de temps, l'esclavage des Negres en l'adoucissant par tous les moyens possibles. La servitude territoriale bien conçue, bien ordonnée nous paroît le seul moyen effectif. Mais il ne peut être pratiquable qu'aux dépens du gouvernement.

On ne s'est point dissimulé tous les obstacles que le caractere vif & léger de la nation formera toujours à l'exécution d'un plan dont les effets doivent être peu considérables d'abord. (25) Le François est impatient de jouir, il apporte peu de suite & de

---

(25) L'histoire du commerce des François dans les différentes régions de l'Afrique, de l'Asie & de l'Amérique, est proprement l'histoire de leurs légéretés & de leurs imprudences. C'est ce que reconnoît Colbert dans un mémoire écrit de sa main. *Outre l'inquiétude & la vanité naturelle de notre nation*, il lui reproche encore *l'infidélité & une volonté fixe de mal faire pour s'attirer des profits & des gains illicites.* Il ajoute : *Le peu d'obéissance, le peu de respect & de subordination des inférieurs à l'égard des personnes mises en place*, en un mot, *le manque d'union entre tous. Essai sur la marine & sur le commerce*, *page* 158. Ce peu de mots renferme l'histoire de la Guyane Françoise jusqu'à nos jours.

conſtance dans ſes entrepriſes ; & à ces défauts, il joint ſouvent l'inſubordination à laquelle il ſe croit permis de ſe livrer à mille lieues de ſa patrie.

Les ouvrages de longue haleine, diſoit le Cardinal de Richelieu, *ſont peu propres à notre humeur & à notre naturel.*

En effet on ſent combien d'énergie, de ſageſſe & de juſtice il faut pour un pareil établiſſement. Mais ces obſtacles quels qu'ils ſoient, ne ſeront point inſurmontables ſi l'on ne ſe manque point à ſoi-même & à l'intérêt de la choſe, dans le choix des adminiſtrateurs, & dans la connoiſſance de leurs talents & de leur génie. Ce ſont des hommes ſages & vertueux qui ont été les premiers fondateurs des ſociétés.

FIN.

E R R A T A.

Page 4, ligne 9, le nouveau genre de commerce ; *lisez* le nouveau germe de commerce, &c.

Page 10, ligne 4, les nations aborigenes. Voilà, &c. *lisez* les nations aborigenes; voilà, &c.

Page 15, ligne 6, joint aux prix; *lisez* joint aux prix avantageux.

Page 21, ligne 18, un peuple cultivateurs; *lisez* un peuple de cultivateurs.

www.ingramcontent.com/pod-product-compliance
Ingram Content Group UK Ltd.
Pitfield, Milton Keynes, MK11 3LW, UK
UKHW012107240726
13965UKWH00004B/1594

9 782013 437387